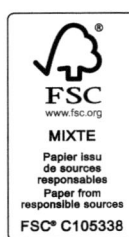

Collection : « De l'œil à l'Être »

« La Belle Verte »
Retrouver sa nature

Du même auteur

- Témoins de lumière - Des aventures ordinaires
- Recueil de l'Être
- Cœur de Framboise à la frantonienne

Suite romanesque : Le livre sacré

- Kumpiy - Le livre sacré - Tome 1 - L'œil et le cobra
- Kumpiy - Le livre sacré - Tome 2 - La confrérie du cobra
- Kumpiy - Le livre sacré - Tome 3 - Tara la guérisseuse

La Collection « de l'œil à l'Être »

- « Kung Fu Panda 1 » - La puissance du « croire »
- « Kung Fu Panda 2 » - La voie de la paix intérieure
- « Equilibrium » – Une vie sans émotions
- « Inception » - Rêve, sommeil et manipulation
- « V pour Vendetta » - Vi Veri Veniversum Vivus Vici
- « La jeune fille de l'eau » - Notre vie a un sens
- « Les fils de l'homme » - L'espoir au corps

http://www.les-bouquins-d-ygrec.com

Collection : « De l'œil à l'Être »

Dans la collection

« De l'œil à l'Être »

« La Belle Verte »

Retrouver sa nature

YGREC

© 2015
Auteur : Ygrec
Production et éditeur : Édition : Books on Demand, 12/14 rond-point des Champs-Elysées, 75008 Paris, France.
Imprimé par Books on Demand GmbH, Norderstedt, Allemagne. »

Photo de couverture : Y. Chhun

Deuxième édition

ISBN : 9782322015979

« Le Code de la propriété intellectuelle interdit les copies ou reproductions destinées à une utilisation collective. Toute représentation ou reproduction intégrale ou partielle faite par quelque procédé que ce soit, sans le consentement de l'auteur ou de ses ayants cause, est illicite et constitue une contrefaçon, aux termes des articles L.335-2 et suivants du Code de la propriété intellectuelle. »

Dépôt légal : Octobre 2009

Collection : « De l'œil à l'Être »

À Francine

qui m'a fait découvrir ce film,

et dont l'âme s'est envolée.

La belle verte – Retrouver sa nature

LA COLLECTION
« DE L'ŒIL A L'ÊTRE »

Lors de mes conversations avec mes lecteurs et mes élèves, lorsque je réponds à leurs questions, oralement ou par écrit, j'ai l'habitude d'illustrer mes propos d'exemples de la vie courante. Je leur propose aussi la lecture de livres. Je leur conseille de regarder certains films. Je leur recommande surtout de lire ou de voir autrement.

Ils sont nombreux ceux qui me demandent, ou qui m'ont demandé, de publier des analyses, sur ce que je présente comme des références, lors de cet apprentissage difficile qui est celui qui mène à soi-même !

La collection « De l'œil à l'Être » devrait répondre aux attentes de certains, et je l'espère, de beaucoup.

Aucun des ouvrages ne constitue une analyse complète, mais chacun peut devenir un outil de développement personnel. Il s'agit d'apprendre à voir autre chose, de chercher un sens différent à ce qui nous entoure. Rappelons-nous que rien n'est caché. Le plus souvent, c'est nous qui ne savons pas voir.

Il est bien évident que ce que j'écris n'engage que moi, et non les auteurs, scénaristes, dessinateurs, producteurs, acteurs, de ces œuvres, qui ont exprimé ce qu'ils souhaitaient exprimer, et nous sommes libres d'apprécier ou pas, de comprendre ou pas, et même, de comprendre différemment. Je n'essaie pas de faire dire ce qui n'a pas voulu être dit, mais je tente simplement de faire passer un ressenti, le mien.

Le texte n'énonce pas des vérités, il a valeur de proposition pour illustrer les nombreuses notions et concepts de la voie spirituelle.

Même si tout n'est pas dit, même si tout n'a pas été saisi, ces auteurs, scénaristes, dessinateurs, producteurs, acteurs, etc....ont su éveiller la curiosité et l'intérêt, et de cela, je les remercie. Ils doivent savoir que je m'efforce de me conformer à la loi en matière de droits d'auteur, et ne publie aucune photo, aucun texte en intégralité (je me permets toutefois certaines citations courtes), je n'organise aucune projection. Je continue, comme je l'ai toujours fait, de conseiller un livre, un film, etc, dont certaines parties sont, pour moi, de bons exemples à donner, complétant à merveille ceux de mon vécu personnel.

Si quelque chose m'avait échappé, compte tenu de la complexité législative, je leur serais reconnaissante de m'en prévenir et de m'en excuser.

Il ne sera pas inutile de préciser, à l'intention de mes lecteurs, que je n'ai de contrat avec aucun auteur, éditeur ou producteur, etc. J'écris ce que je pense, et cela, toujours dans le même but : aider les autres, et par voie de conséquence, m'aider moi-même.

Chacun des ouvrages de la collection « De l'œil à l'Être » traite d'une œuvre (film, pièce de théâtre, livres etc.). Les titres, les auteurs, les éditeurs, les distributions (lorsqu'il s'agit de cinéma), enfin tout ce qui est nécessaire à une identification exacte sans confusion possible, sont clairement énoncés. Tous les livres de la collection comportent une étude rapide des personnages et de certaines séquences. Ils abordent des sujets ayant un rapport direct avec l'œuvre mais aussi d'autres, dont la suggestion m'a paru intéressante. Nous chercherons ainsi à saisir les situations présentées, à trouver les effets et les causes, pour en tirer un enseignement, pour essayer de nous comprendre et de comprendre les autres. Les sujets généraux seront, à dessein, partiellement traités, et selon l'optique de l'œuvre. Ils trouveront leurs compléments dans un ou d'autres livres. Il est inutile d'aller trop vite.

D'un ouvrage à l'autre, nous retrouverons parfois, à l'identique, les introductions à certains paragraphes. C'est qu'il s'agira d'appréhender le sujet avec les mêmes techniques. D'autres fois, tout sera différent.

La collection « De l'œil à l'Être » existe, non pour imposer un point de vue, encore moins pour extraire des messages que l'auteur a souhaité transmettre (lui seul peut en parler) mais pour proposer des pistes de réflexion, libre à chacun de voir autre chose ou de ne rien voir du tout.

Amis lecteurs ouvrons grands les yeux de l'intérieur et prenons les chemins de l'Être.

La belle verte – Retrouver sa nature

Collection : « De l'œil à l'Être »

INTRODUCTION

Cet ouvrage sera consacré à « La belle verte ».

Mal reçu par la critique lors de sa sortie, et peu connu du grand public, ce film aurait certainement eu plus de succès aujourd'hui. Il est peut-être arrivé trop tôt. Il a pourtant séduit un certain public. Le petit nombre deviendra grand, je n'en doute pas.

J'ai découvert « La belle verte » un an après sa sortie.

99 minutes de bonheur pour apprendre et pour se retrouver. À consommer sans modération ! Un film drôle, plein de fraîcheur qui nous oblige à nous remettre en question. Car comment ne pas se reconnaître, au moins un peu, dans ces terriens englués dans le conformisme, prisonniers du « prêt à penser ». Ce film parle de pollution, d'environnement, de surconsommation, les sujets sensibles d'aujourd'hui. Mais avant tout, il nous parle de nous, et peut-être de notre pouvoir ou de notre vouloir sur les choses.

Une fiche technique présentera d'abord le film puis nous passerons à l'étude proprement dite.

Pour profiter pleinement de ce livre, il est évidemment indispensable d'avoir vu le film au préalable. Si ce n'est pas le cas, il n'y a plus qu'à le refermer. Non seulement il est utile de connaître l'histoire du début à la fin avant de continuer, mais la lecture prématurée de cet ouvrage vous ferait peut-être oublier le spectacle, et ce serait dommage. Car n'oublions pas qu'il s'agit d'abord d'un spectacle à apprécier pleinement en tant que tel.

Cependant, et pour tous ceux qui ne pensent pas pouvoir regarder ce film dans l'immédiat, je les invite à lire les chapitres « Comprendre » et « À l'écoute des autres » pour lesquels ils ne devraient pas se sentir perdus.

Il est intéressant de regarder une deuxième fois chacun des films étudiés dans la collection, en notant ce qui paraît remarquable, en essayant de cerner les personnages et en repérant les séquences à étudier. Mais, pour cette deuxième projection, chacun fera, après tout, comme il l'entend, comme il le sent.

L'important est de se sentir à l'aise en pratiquant ces exercices qui ne doivent pas devenir une torture pour l'esprit, mais un jeu.

Collection : « De l'œil à l'Être »

SYNOPSIS ET FICHE TECHNIQUE

Synopsis

Sur une planète lointaine vit un peuple qui ressemble au nôtre. Ce peuple a évolué vers un retour à la nature et privilégie la communication et l'entraide. Lors du grand rassemblement annuel, des voyages intersidéraux sont programmés mais personne ne veut aller sur la Terre.

Pour des raisons personnelles, MILA décide de rendre visite aux terriens.

Fiche technique

Titre original : La Belle Verte
Réalisation : Coline Serreau
Scénario : Coline Serreau
Production : Alain Sarde
Musique : Coline Serreau
Photographie : Robert Alazraki
Montage : Catherine Renault
Décors : Guy-Claude François
Costumes : Karen Muller

Durée : 99 minutes
Date de sortie en France le 18 septembre 1996

Distribution

Coline Serreau	Mila
Vincent Lindon	Max
James Thiérrée	Mesaje
Samuel Tasinaje	Mesaul
Marion Cotillard	Macha
Claire Keim	Sonia
Catherine Samie	La sage-femme
Paul Crauchet	Osam
Didier Flamand	Homme politique
Patrick Timsit	Présentateur
Denis Podalydès	Papapote
Philipp. Leroy-Beaulieu	Florence
Francis Perrin	conducteur
Yolande Moreau	La boulangère

Jacques Poitrenaud	Un passant
Lorella Cravotta	La cliente (boucherie)
Jean-Michel Dagory	Un passant
Catherine Rouchon	Madame Dagnan
Armelle	La femme de la DDASS
Olivier Broche	L'homme de la DDASS
Jean-Pierre Roux	orateur
Alain Sachs	Le chef d'orchestre
Bernard Yannota	Arbitre

Box-Office France : 765 347 entrées

Sortie en dvd

Sortie en DVD mais seulement dans un coffret regroupant les films de Coline Serreau en 2007.

En 2009, sortie d'un coffret comprenant le scénario, le DVD du film, une postface de Coline Serreau et des bonus.

La belle verte – Retrouver sa nature

ENVIRONNEMENT

La belle verte est une planète lointaine. Ses habitants y vivent dans le respect mutuel, intégrés à la nature, n'usant de ses fruits que pour le nécessaire.

Les règles sont l'échange, le partage et la communication. Mais peut-on parler de règles tant les choses se font naturellement. Ici pas de calculs, pas d'actes intéressés. Tout est harmonie.

Les sports sont pratiqués sans recherche de performances et ressemblent plus à des jeux. On assiste à des concerts de silence.

Les enfants vont à l'école pour apprendre l'archéologie, la télépathie, l'écoute, l'intuition….

Tous les ans se tient une réunion où les divers échanges sont réglés, où l'on s'informe des décès et des naissances, où l'on prévoit des voyages sur d'autres planètes.

Un mode de vie archaïque selon certains ! Évolué selon d'autres !

Un rêve naïf, diront les uns ! Une ambition, clameront les autres !

Entre les deux ? L'équilibre ! Et ce n'est pas si facile !

La belle verte – Retrouver sa nature

LES PERSONNAGES

__Premier aperçu__

Nous parlerons des principaux personnages bien que tous aient leur importance. Nous verrons les autres rôles au fil des autres chapitres.

MILA se porte volontaire pour visiter la Terre boudée par le reste de la population.
Avant de mourir son père lui a confié que sa mère était terrienne. Ceci explique sa curiosité nouvelle.
L'atterrissage se fait à l'endroit prévu et MILA découvre avec surprise le mode de vie des terriens.

MESAJE et MESAUL sont les fils de MILA. Ils aimeraient bien empêcher leur mère de partir mais ne pensent qu'à la rejoindre lorsqu'ils entrevoient MACHA et SONIA. Ils n'arrivent pas au bon endroit et découvrent un monde totalement différent de celui que leur mère leur a décrit. Grâce au programme de déconnexion, ils parviendront à prendre l'avion.

MAX est un médecin. Pompeux chef de service d'une maternité, il est le premier à être « déconnecté » par MILA. Il redécouvre ceux qu'il aime, il voit ce qui l'entoure, mais surtout, il se retrouve lui-même. Il va aider MILA et ses fils, MACHA, SONIA et le bébé qu'elles ont adopté.

FLORENCE est l'épouse de MAX. L'influence de MILA, les changements qu'elle peut constater chez son mari vont l'amener à s'isoler pour faire le point, pour se remettre en questions.

RAOUL et SOPHIE sont les enfants de MAX.

MACHA est infirmière. Elle s'occupe d'un bébé abandonné par sa mère et s'y attache. Elle en viendra à l'enlever avant l'arrivée des agents de la DASS. Elle l'amènera à sa sœur SONIA qui deviendra ainsi sa complice.

OSAM est un habitant de la belle verte. C'est un ancien. Il a déjà fait le voyage sur la Terre. Il connaît le secret de MILA.

Les personnages les uns avec les autres

MILA et les passants

Pour tous ceux qu'elle interroge, MILA ne peut que se moquer d'eux. On demande son chemin, mais pas la ville où on se trouve. On n'appelle pas un billet de banque un truc carré, on ne cherche pas de l'eau pour se tremper les pieds en plein Paris ! Sa tenue vestimentaire lui donne l'excuse de la folie.

MAX et FLORENCE

Ils sont faits l'un pour l'autre. Mais, jusqu'à la rencontre avec MILA, ils ne le savaient pas. L'argent, l'apparence les séparent plus sûrement que la distance géographique. Ils se découvrent l'un l'autre.

MAX et son fils

Max se trouve face à son fils comme face au lui-même qu'il était avant sa déconnexion. Il est d'abord effaré, puis furieux. Raoul est bien trop en colère pour subir l'influence de la déconnexion légère de MILA. Pourtant, comme son père, quand il y viendra, il sera totalement transformé.

Les personnages comparés

Mila et Max

Ces deux personnages se ressemblent. Ils ont une nature droite, bonne et curieuse. Chacun est intéressé par la culture de l'autre, chacun souhaite donner et recevoir. L'une cherche à connaître ce qui a été, l'autre ce qui sera, mais tout en comprenant qu'il faut vivre le présent.

L'enfant dans l'église et la passante qui échange ses vêtements avec Mila

Ce sont les seuls personnages à ne pas subir durement l'influence de la déconnexion légère.
C'est sans doute qu'ils sont déjà, au moins en partie, déconnectés. L'enfant n'est pas encore pris dans le piège de la société de consommation. Pour l'instant, il en profite. La jeune femme, elle, est dans un processus de rejet des normes, même si elle s'en crée d'autres. La chose est claire dans l'expression « *Sissi impératrice destroy* ».

Mila et Macha

Les deux femmes sont mères avant d'être femmes. Une a déjà donné la vie, l'autre pas. Toutes les deux sont d'une grande sensibilité. L'une la maîtrise, l'autre pas.

En dehors du système, MILA ne comprend pas le désarroi de MACHA, qui, elle, évalue la détresse des victimes innocentes de ce système.

Comparons-nous aux personnages

Même si ce n'est, ni très agréable, ni flatteur pour nous, ne fuyons pas devant l'image des comportements qui pourraient être les nôtres. Nous pourrions bien agir comme les passants qu'interroge Mila. Que ferions-nous en croisant Mila sous son déguisement ? Que répondrions-nous à ses questions ?

Nous pouvons aussi nous reconnaître en Mila. En effet, qui parmi nous, n'a fait l'expérience d'être moqué, rejeté, pris pour un fou, seulement pour une attitude inadéquate ou une question en apparence saugrenue ?

Collection : « De l'œil à l'Être »

LES SCÈNES

Parlons d'abord du générique. Pas de musique mais seulement le bruit de l'eau, celui du vent. Des images de nature (eau, sable, arbres) et surtout des yeux. Qu'ils soient ceux des animaux ou ceux des Hommes, ces yeux nous invitent à un autre regard. Puis apparaît le titre dans le silence.

Les premières images

C'est le grand rassemblement annuel.
De toutes parts des files indiennes, des groupes se sont formés, se dirigeant vers le même point. Les images de verdure, sur une musique douce, les chœurs, laissent une impression de calme et d'harmonie.
Ce sont les retrouvailles, les embrassades, les échanges, le partage, les jeux et les rires. Puis vient la réunion avec les délégués des villages.

La réunion

Les dialogues sont à écouter attentivement. Ils nous préparent à un nouveau regard, ils nous invitent à nous voir autrement. Pas d'indulgence pour les pauvres humains, habitants de la Terre. Arriérés, calculateurs, imbus d'eux-mêmes, voilà comment ils sont décrits. Tous ne les accablent pas, certains leur trouvent des circonstances atténuantes, beaucoup pensent qu'ils auraient besoin d'aide, mais personne n'est volontaire pour tenter l'aventure jugée dangereuse.

L'intervention d'OSAM est intéressante. Il parle de la hiérarchie, de l'importance de la monnaie sur Terre et il faudrait être de bien mauvaise foi pour ne pas reconnaître les travers de notre société.

Un autre intervenant trouve une explication au retard de développement des terriens, dans la dérive des continents. Même si le propos paraît caricatural il y a tout de même beaucoup de vérité dans ce qui est dit.

Un autre encore insiste sur notre incapacité à communiquer, sur le fait que nous n'utilisons qu'un dixième de notre cerveau.

Mila propose sa candidature.

Préparation du départ de Mila (à 10 mn)

Sur une montagne verdoyante, Mila reçoit les dernières recommandations avant son départ. Elle reçoit aussi un programme de langues, et deux autres de « déconnexion », un léger et un plus lourd.

Le léger permet la modification superficielle du niveau de conscience, l'autre est à utiliser avec plus de précautions (« *Ils se mettent à parler vrai…Ça décoiffe* »).

Nous apprenons ici pourquoi Mila entreprend ce voyage mais ses motivations doivent rester cachées.

Nous voyons aussi, comment, même dans cette société évoluée, la différence est difficile à accepter (« *ce n'est pas toujours facile de supporter les sous-développés* ») Le terme sous-développé n'a pas, bien sûr, ici, le sens que nous lui donnons habituellement.

Départ de MILA (à 14 mn)

Les images de verdure vue du ciel, celles des habitants de la Belle Verte, êtres minuscules comparés à la masse montagneuse, les scènes filmées de façon à tourner autour des personnages avant de se rapprocher, le vent (bruit et images), tout nous incite à comprendre que des énergies puissantes sont mises en jeux. Et nous nous prenons à ressentir des vibrations nouvelles quand la bulle s'élève dans le ciel emmenant MILA.

Arrivée de MILA (à 15 mn)

Elle est d'abord ravie de découvrir les grands arbres, puis reste éberluée devant les embouteillages, les revêtements des trottoirs *(le truc gris),* les crottes.

Rencontre avec la boulangère (à 16 mn)

MILA essaie son programme de langue. Elle s'éclipse rapidement devant l'agressivité de la boulangère qui change de comportement grâce au programme de déconnexion légère.

Rencontre avec le premier passant (à 17 mn)

MILA sait désormais où elle se trouve mais le passant ne comprend pas son attitude. Déconnecté lui aussi, il jette ses chaussures au loin.

MILA marche dans la ville (à 17/18 mn)

Elle est gênée par la pollution, par le bruit. Elle remarque la mauvaise mine des passants, devine leurs maladies. Elle s'étonne devant une benne de terre et découvre la boucherie (*exposition de cadavres*). Elle observe une cliente.

Rencontre avec la cliente de la boucherie (à 19 mn)

La cliente de la boucherie est surprise par les questions de MILA. Comme tous les autres passants d'ailleurs, elle croit avoir affaire à une originale ou à quelqu'un qui se moque d'elle.
L'opération n'est pas totalement négative pour MILA puisqu'elle apprend que la monnaie est toujours en vigueur.
Le programme de déconnection fait aussi son effet.

Rencontre avec un autre passant (à 20mn)

Mila cherche l'eau nécessaire à la communication avec sa planète. Mais le bistrot du coin que le passant lui indique d'un air pincé ne peut pas lui convenir.
Encore une personne déconnectée.

MILA trouve le bassin (à 22 mn)

Elle rejette l'eau qu'elle ne parvient pas à boire et essaie de prendre contact avec sa planète. Tous les appareils électriques, les ordinateurs cessent de fonctionner ou fonctionnent mal.

OSAM lui indique l'endroit où il avait caché de l'or lors de son voyage sur la Terre : Notre Dame de Paris (*un grand hangar, avec beaucoup de chaises dedans et des fenêtres en couleurs*).

MILA découvre la statue de Jésus (à 23 mn)

MILA reconnaît Jésus envoyé par sa planète. Ce n'est pas rassurant pour elle.

Rencontre avec l'enfant (à 24 mn)

MILA récupère les pièces d'or. Elle essaie d'échanger une pièce contre la nourriture que possède l'enfant, mais l'enfant négocie (*un billet il est plus fort que tes pièces*). Elle en profite pour lui demander s'il connaît Jésus. Il le connaît mais ne pense qu'à ses cadeaux de Noël. La conclusion de MILA est lucide et terrible (un type crucifié = un pistolet et une auto). C'est la première personne avec qui MILA peut parler sans la fâcher.

MILA reprend contact avec sa planète (à 26 mn)

MILA ne supporte pas la nourriture terrienne. Elle demande le programme d'échange avec les bébés. Le dysfonctionnement des machines recommence.

Échange de vêtements (à 27 mn)

Une passante aborde MILA, qui admire ses vêtements. Voilà une autre personne qui communique sans problème. MILA lui demande où elle peut trouver des bébés. Elles échangent leurs vêtements.

Dans la maternité (à 28 mn)

MILA prend un bébé pour se recharger. Celui qu'elle choisit est malade. Ils se rechargeront l'un l'autre. Elle s'endort.
Le matin Macha la découvre. On apprend ici pourquoi l'enfant a été abandonné. MILA s'identifie alors à cet enfant.

Première rencontre avec MAX (à 30 mn)

Max est le parfait modèle de personne ayant une fonction et surtout un titre, ayant tous pouvoirs dans les lieux où il règne.

Les dialogues et les attitudes sont intéressants.
Max ne s'adresse tout d'abord qu'à l'infirmière, qu'à son subordonné, qu'au responsable. Il démontre son autorité, premièrement à l'employé, deuxièmement à la personne en cause, ici MILA, mais cela pourrait être un malade. Ces personnes, considérées comme d'importance secondaire, doivent accepter avec passivité la décision de ceux qui détiennent l'autorité ou qui « savent ». Tous ceux qui ont fait au moins un séjour à l'hôpital ont vécu cela.

Le « *vous savez à qui vous parlez* » est significatif. Pour MAX, MILA ne s'adresse pas à lui selon la norme, car elle ne connaît pas sa fonction. Elle n'a pas le comportement adéquat.
Le « *à vous* » de MILA devrait le faire réagir mais il continue, certain de son bon droit, le droit d'ordonner, de réprimander, de demander des comptes, de ne pas écouter, d'avoir raison.

La réponse de MILA à la question : « *Vous êtes de la famille ?* » montre comment MILA est tout entière dans la quête de ses origines.
On sent parfois le trouble de MAX qui se rattrape vite tant sa carapace est épaisse.

La dernière phrase de MAX avant sa déconnexion est intéressante. L'utilisation de la peur est classique.

MILA déconnecte MAX (à 32 mn)

Max est très secoué et commence à regarder autour de lui et surtout à voir ce qui l'entoure. MILA peut alors tout lui dire. Encore sous le choc, il a peu de réactions mais écoute attentivement. Il accepte de l'héberger.

MAX et la sage-femme (à 33 mn)

Max avoue ses défaillances, avoue ses peurs. Il a envie de comprendre ce qu'il a toujours fui : la vie, les autres, lui-même.

MAX et sa patiente (à 34 mn)

MAX interroge sa patiente stupéfaite, puis l'écoute et surtout entend les messages de douleur et de bonheur. On sent, en lui, la compassion. Le monde s'ouvre devant lui.

MILA rencontre FLORENCE (à 35 mn)

FLORENCE est, elle aussi, très secouée par la présence de MILA, mais se demande ce qui se passe. MAX est incapable de donner une réponse.

Apparition des enfants de MAX (à 36 mn)

Dispute des enfants à propos de la télévision et du walkman qui ne fonctionnent plus. (Connexion de MILA avec sa planète). La colère de Raoul fait prendre conscience à MAX des erreurs qu'il commet dans l'éducation de ses enfants.

MAX jette les appareils (à 37 mn)

Max prend conscience de sa propre façon d'agir à travers le comportement de son fils.
L'attitude de MAX devient une énigme pour toute la famille. Les paroles de son fils qui rapporte l'incident à sa sœur sont amusantes. L'ambition de pouvoir se parler devient étrange !

MAX et FLORENCE (à 38 mn)

Tous deux avouent leurs motivations mais comprennent leurs erreurs avec tristesse. Ils entrent dans une remise en question importante.

Réveil de MILA (à 39 mn)

Mila est secouée par des airs de Rock en Roll. Elle apprend à MAX que, sur sa planète, il y a des concerts de silence.
Max emmène alors MILA devant des rayons de musique et lui propose d'en écouter. Mais elle entend déjà et connecte MAX pour qu'il en fasse autant, puis en fait profiter tout le magasin.

MAX attend FLORENCE (à 42 mn)

Il lui a acheté des fleurs et l'attend. Elle lui annonce qu'elle va s'éloigner un peu. Sa phrase est intéressante : *« je ne te quitte pas, c'est moi que je quitte »*

MILA et le sac à main (à 43 mn)

Depuis son arrivée sur Terre, MILA est intriguée par les sacs à main. L'inventaire est drôle et pose les bonnes questions, questions qui vont troubler davantage FLORENCE.

MILA et MACHA à la maternité (à 44 mn)

Le dialogue est à étudier. La notion d'existence n'est pas la même pour chacune d'elle.

MACHA a enlevé l'enfant (à 46 mn)

Elle est aidée en cela par MILA. Mais la DASS enquête.
Lors d'une communication avec sa planète, ses deux fils découvrent MACHA et SONIA.

Visite des agents de la DASS (à 48 mn)

MILA sent un danger. MACHA et SONIA se cachent.
MILA déconnectent les deux agents de la DASS. Les trois femmes et le bébé emménagent chez MAX.

MESSAJE et MESSAUL partent sur Terre. (à 51mn)

Ils atterrissent en Australie et prennent contact avec les aborigènes. Le monde qu'ils découvrent est bien différent de celui que leur avait décrit leur mère. Pendant ce temps, FLORENCE apprend à voir le monde autrement.

MILA regarde la télévision (à 53 mn)

Elle déconnecte un présentateur qui parle soudain de ses intérêts personnels. Raoul est emballé et change de chaîne.

MILA recommence avec l'interview politique. Fini la langue de bois !

Appel des fils de MILA (à 60 mn)

Mila sait que ses fils sont sur la Terre. Ils font leurs adieux au peuple qui les a accueillis. Ils prennent l'avion et ont besoin du programme de déconnexion pour passer. Ils ont aussi besoin de l'aide de leur mère qui les attend à l'aéroport. Mais la déconnexion des musiciens inquiète MAX.

MILA tente une re-connexion des musiciens (à 67 mn) en vain.

La situation empire même. On assiste alors à un autre spectacle, beaucoup plus drôle.

Les fils de MILA racontent leur vie sur leur planète (à 69 mn)

Tout est intéressant, mais nous retiendrons ces phrases :
« *Il y a une réunion au sommet d'une montagne*
- *Pourquoi au sommet d'une montagne*
- *Quand on a marché deux heures dans une montagne, on est plus intelligent* »

Ils récapitulent ensuite l'évolution de leur planète (à 74 mn)

MAX est demandeur. Il souhaite connaître celle de la Terre.

Les fils de MILA conduisent (à 75 mn)

Ils touchent un rétroviseur, ce qui rend furieux le conducteur. Max s'excuse même à genoux. La colère de son interlocuteur ne diminue pas. C'est là que MAX s'énerve aussi. Sa tirade est à écouter et à réécouter. Les fils de MILA déconnectent le conducteur pour que les choses s'arrêtent là.

FLORENCE rentre (à 77 mn).

Elle s'étonne de voir tout ce monde dans la maison.

RAOUL propose d'assister à un match (78 mn)

Mila et ses fils déconnectent les joueurs.

MILA repart

Mila repart avec ses fils et emmène MACHA, SONIA et le bébé. Ce sont les embrassades et les adieux. MILA remercie MAX. Quand il lui suggère que c'est elle qui l'a déconnecté, elle lui explique que son programme ne donne pas la bonté et qu'il l'avait avant.

Retrouvailles sur la Belle Verte (à 83 mn)

MACHA et SONIA sont présentées au reste de la population. MILA jette les pièces d'or.
Les nouvelles arrivées découvrent les concerts de silence et les jeunes habitants de la Belle verte, la musique tonitruante.

COMPRENDRE

Un film, un livre, une pièce de théâtre, une conversation, même seulement entendue au passage, une rencontre, même quand elle est brève, un papillon qui passe, un bourgeon sur un arbre, un oiseau qui se pose, tout peut nous permettre d'apprendre. Il s'agit d'ouvrir les yeux et de voir avec l'œil intérieur.

Ce chapitre a pour but de récapituler quelques éléments qui pourraient nous permettre de progresser dans notre recherche de nous-mêmes.

Évidemment, nous ne pouvons pas tout voir, ni tout expliquer, mais essayons de voir l'essentiel.

Il ne suffira pas seulement de repérer ce qui est important. Il ne suffira pas seulement de lire les messages, mais de les faire nôtres.

Cherchons en nous ce qui nous rapproche des personnages. Voyons où et quand leurs erreurs sont souvent les nôtres. Ne nous cachons pas que les situations présentées se rapprochent parfois de celles que nous avons vécues ou que nous vivons.

Soyons clairs avec nous-mêmes, sans condamnation ni indulgence, sans jugement.

C'est ainsi que nous progresserons. C'est ainsi que notre vécu deviendra expérience.

Il ne s'agit pas de considérer la projection d'un film, la lecture d'un livre, comme une expérience en tant que telle, mais de comprendre comment elle peut éclairer les actes incompris (totalement ou partiellement) de notre existence.

Rappelons-nous que notre cerveau ne classe, dans le tiroir « expérience acquise » que ce qui est vraiment intégré.

Obtenir par la peur

Rappelons-nous la phrase de MAX : *le meilleur moyen de faire revenir la mère, c'est de faire peur à celle-là.*

Utiliser la peur est plus rapide que d'expliquer, de rassurer, de trouver des solutions. Si on ignore la punition divine, il nous reste la police.

Il y a danger quand on utilise la peur au lieu d'éduquer.

Connexion / Déconnexion

En utilisant son programme, MILA n'oblige pas la personne à choisir le mode de vie de la Belle Verte.

La victime (ou le (ou la) bénéficiaire selon le point de vue) quitte le costume qu'elle a enfilé, sort du programme de société dans laquelle elle vit, une société qui évolue à son rythme, trop lentement selon les habitants de la Belle Verte. Pour certains, le costume est devenu une carapace ou une armure.

Le choc est important, la difficulté est grande, car il faut alors abandonner tout ce que nous avions accepté en pensant ne pas avoir le choix. Les déconnexions brutales de MILA sont spectaculaires. Les gens se mettent à *parler vrai,* mais quand il s'agit de tricheurs et de menteurs, le vrai les désavantage (animateur, politicien). Pour Max, qui avait une bonne nature, tout va dans le bon sens (réplique de la fin : *la bonté vous l'aviez avant*).

J'entends souvent dire qu'il est important de se connecter à autre chose, de se reconnecter à l'être intérieur. L'expression n'est pas tout à fait fausse et je l'utilise aussi, tant il est difficile de faire admettre que nous adhérons à un mode de vie qui nous ferme les yeux. Nous suivons une route toute tracée en pensant que nous ne pouvons faire autrement.

Pour se connecter à ce quelque chose d'intérieur, il faut peut-être, déjà, se déconnecter du programme en cours.

Il arrive qu'un accident de la vie ou une souffrance profonde nous déconnecte et nous amène à vivre différemment.

Se déconnecter

Nous connaissons tous des êtres lumineux, dont la seule présence est un bienfait, des gens qui savent nous apaiser. Ces personnes ont des vibrations différentes du commun. L'effet produit est discret mais évident. Pas de réactions brutales comme dans la Belle Verte, bien sûr, pas de chaussures jetées au loin, pas de bombardement de gâteaux, de danse classique remplaçant le football, ni de concerts particuliers. Non ! Juste un souffle d'air frais et reposant.

Il y a des lieux, aussi, qui savent nous faire baisser la garde. Mais oui ! Malheureusement, nous nous défendons ou nous nous protégeons !

Nous aimerions parfois demeurer dans ces lieux, ou devenir comme ces gens-là.

Mais pour cela, il faut déjà essayer

Changer sa vie

Il faut déjà comprendre ce qu'est : changer sa vie.
Si changer sa vie revient à devenir très riche, à posséder beaucoup ou à commander aux autres, autant rester connecté, autant entrer dans le conformisme le plus pur, ou s'adonner au « prêt à penser » sans modération. Changer SA vie n'est pas forcément changer DE vie. On peut vivre dans les mêmes lieux, avec les mêmes personnes, exercer le même travail et

changer sa vie. Tout est dans le regard que nous portons sur notre environnement. Il nous est toujours possible de penser que nous sommes malheureux pour telles et telles raisons. Mais il nous est aussi possible de comprendre qu'il n'y a pas de blanc sans noir, de beau sans laid, et donc d'inconvénients sans avantages. Il nous est donc possible de penser que nous sommes heureux pour ceci et par cela.
Dans le film, le passant peut toujours être de mauvaise humeur parce qu'il vit dans un univers bruyant et pollué, mais il peut aussi sourire à sa vie pour les grands arbres qui viennent égayer sa grisaille.

Il s'agit de poser un regard conscient sur les choses.

Si on n'en revient au film, il n'est pas indispensable de devenir végétarien, mais il est important de prendre conscience, que jusqu'à présent un morceau de viande n'était, pour nous, qu'une forme à cuire et à déguster.

Il ne s'agit pas forcément de vivre sans télévision, ni micro-onde, mais de poser, sur ces objets, un regard d'utilité et non de nécessité.

Il ne s'agit pas de rejeter en bloc l'argent (*le truc carré de la dame au cadavre*) ou le confort, mais il faut peut-être cesser de les accepter comme des évidences, comme un dû ou comme l'indispensable.

Il ne s'agit pas de jeter au loin les rouges à lèvres, mais de poser le fard en considérant la superficialité du geste, tout en en voyant l'agrément, c'est-à-dire échanger l'obligation en plaisir, loin du regard des autres et d'un jugement formaté (revoir la scène du sac à main).

Il s'agit d'envisager les manipulations, de reconsidérer les informations reçues et les analyser, d'être capable d'ouvrir notre faculté de compréhension en dehors d'une pensée toute faite, prête à être consommé.

Vouloir changer sa vie

Il faut ensuite avoir la réelle volonté de changer sa vie et ce n'est pas si évident que cela. Nous pouvons toujours dire que nous voulons tout changer sans motivations profondes. Demeurer dans ce que l'on connaît est confortable. Modifier les apparences ne suffit pas. C'est ainsi que l'on peut rejeter la norme du plus grand nombre pour se conformer aux règles d'une minorité *(la passante qui échange ses vêtements avec Mila)*. C'est ainsi que prospèrent les sectes.

Souvent, nous ne cherchons pas la profondeur. Il faut aller vite, toujours plus vite. Empêtrés dans le paraître, nous mettons tout notre temps dans l'artifice.

De la même façon, nous voulons sans vraiment vouloir, et surtout, sans analyser ce que ce « non-vouloir » représente pour nous.

Avoir confiance

Tout changement fait peur. C'est normal. Vous savez ce que vous avez, vous ignorez ce qu'il adviendra. L'important est de savoir si vous voulez que la peur gagne.

Voyons par exemple le cas de MAX.
MAX n'a pas choisi d'être déconnecté. S'il avait eu ce choix, peut-être aurait-il hésité.
Soudain il regarde autour de lui, il dit la vérité, il avoue ses peurs, il se voit comme *un crétin à côté de la plaque,* il écoute, il veut comprendre. Les autres le regardent comme s'il était devenu fou.
Le regard de l'autre compte pour beaucoup dans notre peur du changement car nous craignons d'être rejetés, d'être exploités.
MAX perdra peut-être des amis, mais il saura alors qu'il n'en avait pas vraiment. Il s'en fera d'autres, bien plus sincères.
Si FLORENCE n'avait pas été déconnectée peu de temps après lui, MAX aurait pu perdre son épouse qui avoue rester avec lui pour son compte en banque. Il aurait alors perdu une présence intéressée.

(Voir aussi : Témoins de lumière – Antoine)

Jeter la télévision ?

Jeter la télévision n'est évidemment pas nécessaire, sauf si nous ne pouvons plus nous en passer.

Certains vous diront qu'ils ne sont pas attachés à cet objet, mais comme ils n'ont pas expérimenté son retrait, leur affirmation n'est pas à prendre en compte.

Pour certains, allumer leur poste de télévision est le premier geste qu'ils font en rentrant chez eux. L'appareil reste parfois allumé, sans personne devant. L'important étant le bavardage entendu, même de loin, pour meubler un vide peut-être. L'appartement sans télévision est même parfois jugé « triste ». La joie ou la tristesse serait donc dépendante d'un objet ? Étrange ! La panne est alors dramatique.

La personne qui avoue ne pas regarder la télévision devient une « originale », elle est parfois même suspecte.

Pour beaucoup, ce qui est entendu ou vu à la télévision ne peut être mis en doute. *« La chose carrée »* serait-elle la référence suprême ? C'est sans doute pour cela qu'elle devient, de plus en plus, un outil de propagande.

Nous pouvons donc constater qu'il y a des cas graves qu'il est peut-être utile de soigner par des méthodes brutales (jeter la télévision).

Dans les autres cas, les plus nombreux heureusement, une petite remise en question est sans doute nécessaire.

Nous pouvons beaucoup apprendre par la télévision, nous pouvons aussi nous distraire dans un confort ouaté, même si d'autres moyens sont à notre disposition, tous aussi agréables.

L'important est de <u>ne pas entrer dans la dépendance</u>.

L'important est de <u>ne pas laisser la télévision régner</u> chez soi, empêchant tout dialogue, toute réflexion.

L'important est de <u>ne pas se laisser manipuler</u> par ceux qui mettent les programmes à notre disposition.

L'important est de <u>ne pas tout accepter</u> béatement. Il s'agit de continuer à penser, et de ne pas accepter d'« être pensés ».

Il est souhaitable que <u>l'éducation aux médias</u> entre dans les écoles comme dans les foyers, à condition de définir ce que cette éducation doit être.

Bannir la musique ?

Nous n'irons pas jusque-là.
Certaines musiques nous transportent au-delà de nous-mêmes, elles nous « déconnectent ». D'autres nous apaisent seulement. D'autres encore déclenchent cette irrésistible envie de remuer qui nous permet le défoulement.
La question est : pourquoi avons-nous besoin de nous apaiser, ou de nous défouler ?
Mais nous avons aussi besoin de silence, pour entrer en nous-mêmes, pour apprendre à entendre. Nous avons besoin de nous recueillir de temps en temps.

Recueillir, c'est rassembler les choses dispersées.

Réservons-nous un moment chaque jour pour faire le point, pour comprendre nos actes et ceux des autres, pour réfléchir à ce que nous avons appris. Dans le silence ? Le recueillement est plus facile dans le silence, mais le silence peut être autre chose que l'absence de bruit extérieur.

Faisons cesser le tumulte intérieur, celui qui nous fait tourner en rond, celui insufflé par nos ego.

Les « pouvoirs » de MILA

MILA sent le danger, la détresse. MILA entend la musique et devine les douleurs des gens seulement en les regardant.
Nous connaissons tous des gens capables de ces performances sans être des extraterrestres, même s'ils sont parfois considérés comme tels.
Pourtant, nous sommes tous capables d'en faire autant. Nous ignorons que nous le pouvons. Nous n'y croyons pas.

Tout est en NOUS TOUS.

Il nous faut seulement retrouver ces pouvoirs, mais le passage est caché à nos yeux. Pour certaines personnes, un voile léger en dissimule l'accès. Pour d'autres ce passage est une porte laissée entrouverte. Pour d'autres encore, il est une lourde grille fermée à clé. Pour celui-ci, ce sera une forteresse, pour celui-là, un brouillard épais qui ne demande qu'à se lever.

Pour les personnes complètement « déconnectées », la porte est restée ouverte. J'ai bien écrit restée. Car chacun de nous s'incarne voile levée, porte ouverte, sans forteresse ni brouillard. Petit à petit, l'enfant s'enferme dans le système terrestre, il se *connecte* à ce système. L'enfant voit l'invisible, entend l'inaudible mais l'adulte saura le persuader qu'il a une imagination débordante, alors qu'il a la faculté de créer.

L'adulte qui reste un enfant sera classé dans la catégorie des illuminés.

C'est que nous, les terriens, nous adorons les classements et la hiérarchie. OSAM a raison.

À L'ÉCOUTE DES AUTRES

Chacun de nous est, un jour ou l'autre, confronté au problème de devoir aider quelqu'un (ami, collègue, voisin, simple connaissance). Certains d'entre nous font partie d'associations et apportent leur soutien aux autres quotidiennement.

Vous conseillerez bien sûr la consultation d'un médecin ou d'un psychologue à la personne que vous souhaitez aider, mais vous pourrez vous rendre compte que cela convient, ou suffit, à certains, mais pas à d'autres. Ceux à qui cela ne convient pas ont surtout besoin d'écoute.

Cette rubrique a pour but de soulever certains problèmes que nous pouvons rencontrer dans nos relations à l'autre qu'elles soient amicales, ou professionnelles, bénévoles ou rémunérées. Les lignes qui suivent donnent des pistes que vous êtes libres de suivre ou pas. Ce ne sont que des pistes, vous devez faire confiance à votre intuition.

Vous vous retrouverez devant des cas identiques, mais aussi devant d'autres, ayant l'apparence de la similitude dans leurs effets, mais qui se révéleront profondément différents dans leurs causes. Le but étant de soigner les causes, les méthodes vont varier. Faites-vous confiance tout en ayant un œil sur votre ego. L'ego est comme un enfant capricieux qui cherche à avoir le dernier mot. Il vous soufflera que vous connaissez déjà ce cas, que ce sera facile, et quelques fois même, que vous êtes le meilleur. Parfois aussi, il vous dira que vous ne trouverez jamais, et que vous êtes nul. Vous devez bien entendu, ne pas oublier ce que vous connaissez, mais tout doit être bien rangé dans un tiroir entrouvert, prêt à être ressorti. Vous devez toujours considérer le cas que vous avez devant vous comme inédit. C'est ainsi que vous éviterez les erreurs d'appréciation. Vous devez savoir que vous ne savez rien, même si votre ego vous dit que vous savez tout.

Essayez de comprendre la personne que vous avez devant vous. Faites-le, pour elle, et à travers elle. Devenez empathique et vous trouverez ce qu'il faut dire, vous entendrez ce qui se cache derrière ses mots à elle, derrière ses silences, ses larmes et ses rires. Souvenez-vous que cette personne est un autre vous-même. Si elle éprouve des émotions, vous en éprouvez aussi, et si vous sentez les siennes, elle sent aussi les vôtres.
Si vous essayez de guérir, de soigner, alors ce sera l'échec ou la semi-réussite. Guérir ou soigner vient toujours en second. C'est le résultat de votre empathie. Chaque fois que vous voulez guérir ou soigner pour faire le bien, vous êtes dans l'ego, car nul ne sait où sont le bien et le mal.

Quand vous êtes dans la compassion (je n'ai pas dit la pitié), vous laissez l'autre choisir sa voie, vous l'aidez à ouvrir le passage qui lie le corps et l'esprit.

Profitez de ce travail pour progresser vous-même. Quand le patient est parti, demandez-vous ce qu'il vous a donné, ce qu'il vous a appris de vous-même, ce qu'il vous a permis de comprendre et peut-être même ce qu'il a guéri en vous. Quand le travail devient échange, il est doublement réussi.

Comment aider

Chez les personnes qui viennent demander de l'aide, beaucoup sont dépressives, ou sont, au moins, mal dans leur peau.
A nous de leur apporter l'aide dont elles ont besoin. Pour certaines d'entre elles, la *déconnexion* est latente mais inconsciente.
Ce n'est pourtant pas une raison pour leur imposer des valeurs auxquelles elles ne peuvent encore adhérer. Elles doivent évoluer à leur rythme. Dans le film la chose est claire dans la comparaison avec la salade. (*C'est comme la salade, ce n'est pas en tirant dessus qu'on la fera pousser plus vite.*) Nous pouvons quand même les pousser à un questionnement auquel elles devront trouver LEURS réponses (dans le film, comparaison avec l'engrais). Il est même très important de respecter ce rythme. Aller trop vite peut provoquer d'autres malaises.
C'est ce questionnement qui va les aider et qui, peut-être même, les guérira. Ce n'est pas que ces personnes ne se posent pas de questions, elles s'en posent parfois trop, mais il s'agit de se poser les bonnes.
Par exemple dans le cas que nous étudierons tout à l'heure, le sujet se demande s'il est ennuyeux, s'il intéressera un jour quelqu'un, mais il ne se demande par si ses critères de choix sont les bons, ou s'il est même bon de choisir.
Pour provoquer ce bon questionnement, il est nécessaire que vous soyez réceptifs, que vous sachiez entendre au-delà des silences, au-delà des mots, au-delà des attitudes.
Chaque patient est un cas particulier. Nous sommes tous différents parce que nos histoires, nos vécus, nos expériences,

nos malheurs et nos bonheurs, nos façons de les gérer sont différents. Mais nous venons tous de la même source.

Être empathique c'est revenir à la source, c'est se diriger vers l'autre, et ainsi pouvoir devenir l'autre. C'est cette empathie qui nous permet de deviner ce qui trouble le patient, de dire ce qu'il faut dire, d'entendre plus loin que les paroles et surtout plus loin que les silences.

Vous ne devez être, ni trop sûr de vous, ni pas assez. Vous devez avoir confiance et vous méfier à la fois.

Ces valeurs ne s'apprécient pas en fonction de l'intellect et donc de l'ego. Quand vous prononcez des mots, ils doivent venir du cœur.

Vous ne devez pas douter de votre capacité à aider. Vous devez vous méfier de votre ego, imprévisible prédateur, premier prix de manipulation, qui saura détourner la source.

Vous ne devez pas douter de la capacité à guérir du patient, mais vous devez vous méfier de son ego prêt à tout pour rester *connecté*.

Demeurer dans l'empathie, tout en ayant un œil sur son ego et sur celui du patient, parfois un temps assez long n'est pas toujours évident.

Entraînez-vous à la vigilance.

Collection : « De l'œil à l'Être »

Voici ici un exemple qui peut vous aider. N'en faites pas un modèle ni une référence. C'est une illustration pour comprendre et gérer notre incapacité à nous *déconnecter*. Pour plus de clarté, des prénoms seront donnés aux intervenants.

Le cas de Michel

Voici le cas d'un patient qui me téléphone. Il ne serait jamais venu. La distance le protège, en apparence seulement bien sûr ! Il n'a pas pris de rendez-vous téléphonique, et ne l'aurait jamais fait. Son coup de fil est celui de la personne qui se dit qu'il faut faire quelque chose, qui appelle subitement, mais qui ne renouvellera pas l'appel si personne ne répond.

Apprenez à repérer ses gens-là. Certains vous diront qu'ils sont timides mais ce n'est pas toujours le cas.

Voici la transcription de la conversation. Vous trouverez en italique des conseils pour mener à bien cette conversation.

Y - Allô
M - Bonjour, je m'appelle Michel, c'est Jacques qui m'a parlé de vous. (Long silence)

Essayez d'entendre derrière les silences. Peut-être la personne est-elle timide, peut-être a-t-elle du mal à nommer ce qui la perturbe. Elle ne vous connaît pas et elle s'apprête à vous dire des choses sans doute très intimes. Mettez-vous à sa place.

Pour en savoir plus, essayez de la détourner de ce qui la bloque, c'est-à-dire parler d'elle-même, sans toutefois l'éloigner de la conversation.

Y - Comment va-t-il ?
M - Bien ! La dernière fois que je l'ai vu, nous avons déjeuné ensemble. »

Prudence ! Il essaie de détourner l'attention sur autre chose. Sa voix est plus gaie. Il est visiblement plus à l'aise en parlant des autres. Reprenez la main.

Y - Vous aviez quelque chose à me dire *(ton mi-affirmatif/mi-interrogatif)*

La phrase paraît anodine mais ne l'est pas. Elle remet le patient au centre, tout en le détachant de ce qui le tracasse. Le patient va me parler de la chose mais pas de lui. C'est un stratagème qui entrouvre la porte.

M - oui (silence, hésitations)

Attention ! Il va refermer la porte ! Il va devoir parler, il ne peut faire autrement et l'atmosphère se tend. Reprenez la main. Déculpabilisez-le.

Y - Ce n'est pas facile de mettre des mots sur ce que l'on ressent !

M - C'est ça.

Détendez maintenant l'atmosphère tout en lui faisant prendre conscience de ses peurs. Il y a souvent une peur qui se cache derrière le fait de ne pouvoir s'exprimer. Mais vous ne pouvez le dire ainsi. Tout le monde refuse de voir ses peurs, c'est humain.

Y - Ah ! Je sais ! Vous avez peur que je vous comprenne.

M - (rires) Non j'aimerais bien qu'on me comprenne. (Soupirs) *La porte s'est ouverte mais peut toujours se refermer. Soyez prudent. Vous pouvez en déduire ici que son problème réside dans son rapport à l'autre. Il va falloir maintenant ouvrir cette voie.*

Y - Qui ne vous comprend pas ? Car il me semble que vous avez de nombreux amis, n'est-ce pas ?

M - Oui c'est vrai. Même si ….(silence)

Y - Même si, parmi eux, il y a des gens qui vous comprendraient mieux s'ils vous écoutaient. Je connais cela ! Nous ne sommes, pour certains, que des grandes oreilles où se déversent tous leurs malheurs qui n'en sont pas vraiment. Et si vous choisissiez de dire non de temps en temps ?

M - Ce n'est pas facile.

Y - C'est certain ! Mais il faut faire cet effort. Ces gens-là vous mangent votre énergie et vous restez avec leurs problèmes. Ils sont soulagés, mais vous portez leur souffrance à leur place.

M - Si encore, cela les aidait ! Mais ils reviennent avec les mêmes problèmes. Je n'arrive à rien.

Y - On n'arrive jamais à rien avec les gens qui veulent être des victimes. C'est ainsi qu'ils existent. Vous n'y pouvez rien. Mais ce ne sont pas ces personnes-là qui vous gênent le plus. C'est avec les femmes que cela ne va pas ?

M - (silence / hésitations)

Ne laissez pas la situation s'éterniser, l'ego en profiterait pour prendre le dessus, et le patient nierait tout en bloc. Laissez-lui le choix de dire oui ou non.

Y - Mais je me trompe peut-être !

M - Non ! Vous ne vous trompez pas. J'y crois à chaque fois. Et puis …..

Y - Et puis …

M - Je ne dois pas être très intéressant, je les ennuie.

Y - Vous n'ennuyez pas vos amis ! Alors il n'y a aucune raison d'ennuyer une femme. À moins de choisir quelqu'un qui ne vous correspond pas.

M - Oui ! Mais chaque fois, c'est la même chose !

Y - Chaque fois vous vous trompez sur vous-même. Vous choisissez celle qui correspond à ce que vous voudriez être, à ce que vous voudriez paraître. Mais quelque chose, en vous, dit non. Ce quelque chose émane de votre vrai « vous ». Faites le bilan de vos aventures. Ne se ressemblent-elles pas toutes ?

M - Oui, peut-être en effet. Quelle est la solution ?

Y - Et si vous arrêtiez de choisir et laissiez venir ?

Ici la conversation continue, mais vous trouverez l'essentiel pour une prise de contact réussie.
(Voir aussi : « Je voudrais trouver l'âme sœur » Recueil de l'Être – Ou Annexe 1 de ce livre).

CONCLUSION

La Belle Verte est un merveilleux film apaisant et plein d'enseignements. Il faut sans doute le regarder plusieurs fois pour en saisir tous les messages.

Ce film nous invite à porter un autre regard sur notre environnement. Il nous oblige aussi à nous voir autrement, à peser nos actes.

Rappelons-nous qu'une mini-destruction aujourd'hui peut devenir le chaos de demain, qu'un petit geste généreux peut libérer de la chaîne du malheur, qu'une étincelle d'espoir peut mener aux actions les plus belles.

La belle verte – Retrouver sa nature

ANNEXE 1

Voici un texte tiré de « Recueil de l'Être ». Il illustre parfaitement l'exemple qui vous a été donné ci-dessus, mais il est possible d'aller plus loin.

Ce texte prépare au lâcher prise. Dans tous les domaines de la vie, nos choix ne nous appartiennent pas toujours. Nos ego sont de grands manipulateurs.

Je voudrais trouver l'âme sœur

Tu voudrais rencontrer quelqu'un pour partager ta vie, quelqu'un qui te corresponde, et tu t'inquiètes, car tes expériences ont été malheureuses.

Ami, ... Interroge-toi ! Non sur l'échec en lui-même, mais sur la signification de ce que tu attends.

Ne cherche pas l'identité, les particularités, les caractéristiques de ce qui te correspond, avant d'avoir trouvé ce que tu es vraiment.

Il faut te méfier, car le dragon travaille depuis ton enfance à te cacher ta vraie personnalité. Il t'entraîne à être comme beaucoup d'autres, accroché à la matière. Et si tu étais différent ?

Pour le moment tu cherches, dans l'autre, ce qui va te prouver que tu es, ce que le dragon (l'ego) voudrait que tu sois. Oui ! Aujourd'hui, tu forces ta nature, tu t'obliges à être ce que tu n'es pas.

Tu ériges un rempart, tu poses des barrières, pour enfermer un cœur trop sensible aux yeux de notre société.
Tu combats tes émotions et tu oublies de dompter le dragon, tu défends ta raison et bâillonnes ton cœur.

Ami, je t'en prie
Ne te trompe pas d'ennemi
Comprends que le dragon
T'impose ces moments
Il cache tout ton être
Sous un flot de paraître
Laisse parler ton cœur
Tu sortiras vainqueur
Et parce que tu "seras"
L'âme sœur viendra
Et qui sait, peut-être
Est-elle tout près de toi
Mais tu ne la vois pas

Car

Que ne vois-tu, en toi, ce cœur tout flamboyant
Mais moi, ami, je vois la fin de tes tourments

N'oublie pas

Un souffle, une brise, tournera les pages
Du conte, lis les mots et retiens les images
Un dragon détient la princesse en otage
Va, comme un prince, arme-toi de courage
Du royaume, sois le preux chevalier
Un cœur pur, que rien ne saurait plus souiller

Collection : « De l'œil à l'Être »

Table des matières

LA COLLECTION « DE L'ŒIL A L'ÊTRE » .... - 9 -

INTRODUCTION .... - 13 -

SYNOPSIS ET FICHE TECHNIQUE .... - 15 -
Synopsis .... - 15 -
Fiche technique .... - 15 -
Distribution .... - 16 -
Box-Office France .... - 17 -
Sortie en dvd .... - 17 -

ENVIRONNEMENT .... - 19 -

LES PERSONNAGES .... - 21 -
Premier aperçu .... - 21 -
Les personnages les uns avec les autres .... - 23 -
Les personnages comparés .... - 25 -

LES SCÈNES .... - 27 -

COMPRENDRE .... - 39 -
Obtenir par la peur .... - 41 -
Connexion / Déconnexion .... - 41 -
Se déconnecter .... - 43 -
Changer sa vie .... - 43 -
Vouloir changer sa vie .... - 45 -
Avoir confiance .... - 46 -
Jeter la télévision ? .... - 47 -
Bannir la musique ? .... - 48 -
Les « pouvoirs » de MILA .... - 49 -

À L'ÉCOUTE DES AUTRES ....- 51 -
Comment aider..- 53 -
Le cas de Michel..- 55 -

CONCLUSION...- 61 -

ANNEXE 1 ....- 63 -

Collection : « De l'œil à l'Être »